咀嚼と食物の話

■第1章
咀嚼と食物の話

名古屋女子大学　家政学部
食物栄養学科
特任教授　駒田格知

■第2章
現代人の食生活

名古屋女子大学　家政学部
食物栄養学科
助教　　　伊藤美穂子

はしがき

　幼少の時から、食事をする時に、「よく噛んで」と言われて育った人は多い。しかし、「なぜ、よく噛まなければならないか」とか「噛む・咀嚼とはどういうことか」等の疑問に、解りやすい解説はあまり聞いたことがない。

　今はよく「説明責任」という言葉を耳にし、その必要性が強調される時代である。日常生活の中で、良かれと思って行っている行為の中に根拠の乏しいことはたくさんある。意義、目的、根拠が少しでも理解できれば、自らの行う行為に主体性をもつことができる。長い間、関わってきた口腔器官の成長や役割、さらに食物の摂取機能等について、比較解剖学の立場を加味して器官形成期の発達・成長を基本にして整理してみたいと思い、この本を出版することにした。栄養学、看護学、歯科学等を専攻する人の読本として用いられることを目的としている。

　　　　　　　　　　　　　　　　　　　名古屋女子大学　家政学部
　　　　　　　　　　　　　　　　　　　食物栄養学科
　　　　　　　　　　　　　　　　　　　特任教授　駒田格知

目　次

はしがき

第1章　咀嚼と食物の話
■名古屋女子大学　家政学部　食物栄養学科
　　　　　特任教授　駒田格知

1．"食べる"ことの意義・・・・・・・・08
2．咀嚼運動の概略・・・・・・・・・・10
3．咀嚼器官の成り立ち・・・・・・・・15
　　3－Ⅰ　口腔領域の骨と筋の発生・・・・・16
　　3－Ⅱ　下顎骨と下顎の関節・・・・・・・23
4．咀嚼機能・・・・・・・・・・・・・24
　　4－Ⅰ　歯の機能・・・・・・・・・・・・26
　　4－Ⅱ　咀嚼の必要性・・・・・・・・・・29
　　4－Ⅲ　味覚・・・・・・・・・・・・・・32
5．咀嚼運動の例・・・・・・・・・・・34
6．嚥下運動・・・・・・・・・・・・・37
7．唾液の役割・・・・・・・・・・・・40
8．舌の役割・・・・・・・・・・・・・42
9．幼児期〜老人期の咀嚼機能の変化・・43
　　9－Ⅰ　乳児期の咀嚼機能の獲得・・・・・44
　　9－Ⅱ　離乳期の摂食機能・・・・・・・・47
　　9－Ⅲ　小児期の咀嚼機能の獲得〜習熟期・・49
　　9－Ⅳ　下顎骨の成長・・・・・・・・・・52

9－Ⅴ　歯の形成・・・・・・・・・・・・56
　　　9－Ⅵ　"歯"とはどういうものか・・・・・58
　　　9－Ⅶ　咀嚼回数と食事の関係・・・・・・・61
　10．高齢者の特徴・・・・・・・・・・・・・・63
　11．"咀嚼"機能の統合性について　・・・・・・66
　12．食べ物を噛むことの役割と意義・・・・・・・68

第2章　現代人の食生活
　　■名古屋女子大学　家政学部　食物栄養学科
　　　　　　　　助教　伊藤美穂子

1．食べ物を噛むことの役割と意義　・・・・・・・72
2．よく噛む事の大切さ・・・・・・・・・・・・79
3．「よく噛む」ことを意識した健康づくり・・・・81
　あとがき

第1章

「咀嚼と食物の話」

Soshaku to shokumotsu no hanashi

NORITOMO KOMADA

●第1章　咀嚼と食物の話

1　"食べる"ことの意義

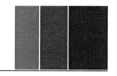

　ヒトは動物である。生きていくために自らの身体をつくる素材と活動をするためのエネルギー（熱源）を外部から得なければならない（従属栄養）。植物のように自らの力で栄養分を作る（独立栄養）能力を持っていないために、どうしても他に栄養分の摂取を求めなければならないことになる。この行為を"食べる"と言っている。ヒト（動物）は生命を維持するために必要な栄養分を摂取する方法として、基本的に食べること以外には持ち合わせていないのである。そして、生命体に有害な異物（病原菌等）の外部からの侵入を防ぐために、解剖学的防御（皮膚、粘膜）と免疫学的防御（抗原抗体反応）を備えている。すなわち、これらの防御反応に対して不都合なく体内に必要なものを取り入れるのが"食べる"ということである。その際には人体にとって必ずしも必要としない、または有害とまで言われるような物質も体内に多く取り入れている。このような物質は、何らかの処理を受けて体外に排泄される必要がある。排泄機能も、消化・吸収機能と同じように、生命維持において極めて重要な働きなのである。

　ヒトの一生は、母親の体内で卵と精子が受精することによって始まるが、誕生までは母親の子宮内で厳重な保護下で過ごす。胎盤を通じて酸素や栄養が母親から供給されている。しかし、出生

すると外部から栄養を摂取し始める。当初は母乳中心であるが、やがて、それ以外の食べ物を摂取するようになる。この頃になると、親は食べ物を選択する際に、消化、吸収、免疫など様々なことを考慮しなければならなくなる。そして、幼児期〜若年期〜青年期〜壮年期を経ていくが、それぞれの時期で身体の特性・成長段階を考慮した食事を摂る必要がある。青年期から壮年期に達すると、身体を構成するあらゆる臓器で老化現象が現れてくる。体に現れた病変が、明確に病気か加齢現象か悩むことに突き当たるようになる。口腔においても例外ではなく、顎骨、歯列、舌の機能等に関わる咀嚼運動、そしてそれに続く嚥下運動にも変化が見られるようになる。いつの年齢のときにも、基本的な栄養源を、食事を通して効率よくするために、それぞれの場面(年齢、性別、発育段階、成長段階等)で、どのような栄養源をどのように摂取するかは、極めて重要な問題である。

● 第1章　咀嚼と食物の話

2　咀嚼運動の概略

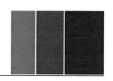

　ヒトは、離乳期以後、摂取した食物を口腔に入れると咀嚼運動が開始される。この場合、噛み始めの時にはやや意識的な咀嚼であるが、すぐに無意識なリズミカルな咀嚼運動に引き継がれていく。このリズミカルな運動は食物の種類にあまり影響されずにほぼ一定、すなわち1回の咀嚼の速さは0.6〜0.7秒の咀嚼周期の反復運動であると言われている。

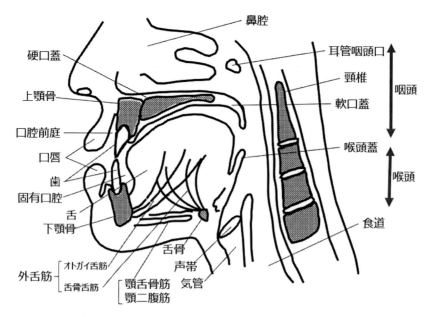

図1-1　口腔の断面図

咀嚼と食物の話●

　咀嚼に用いられる4つの筋（側頭筋・咬筋・内側翼突筋・外側翼突筋）は、下顎骨に付着しており、この骨を持ち上げる（閉口）ことによって咀嚼が行われる。咀嚼筋の活動は口腔内に取り込まれた食物の大きさ、物性（硬さ）さらに混合物の有無等に伴って随時、変化する。この"咀嚼"によって生ずる触刺激および圧刺激は、口腔粘膜や歯根膜の感覚受容器、さらに咀嚼筋や舌筋の筋紡錘等によって感知され、三叉神経を介して三叉神経主知覚核および脊髄路核、三叉神経中脳路核に達し、さらに大脳の運動野に伝えられて咀嚼運動が調整される。

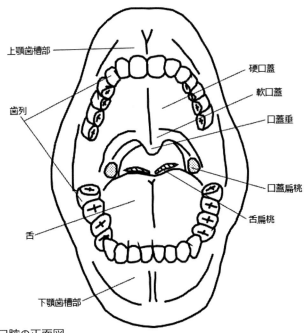

図1-2　口腔の正面図

●第1章　咀嚼と食物の話

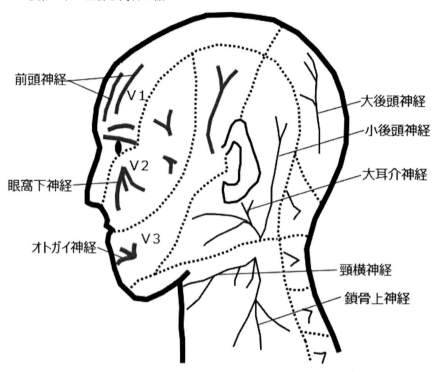

図2-1　三叉神経分布(頭部)
顔面には三叉神経(太線／眼神経V1、上顎神経V2、下顎神経V3)と頚神経(細線)が分布する。

　口腔粘膜における知覚および顔面の皮膚知覚はすべて、三叉神経の支配下にあり、歯痛や頭痛はその代表として日常生活の中でよく経験する。さらに、頭部の筋肉のうち、表層にある顔面筋（表情筋）は顔面神経によって支配されるが、深層の咀嚼筋は三叉神経の運動神経によって支配されている。頭部・顔面における知覚には三叉神経の働きが極めて大きいことになる。

咀嚼と食物の話●

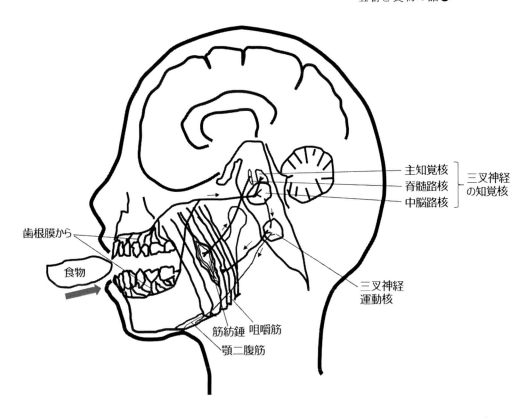

図2-2　咀嚼関連の知覚情報の伝達

咀嚼筋の収縮状況や、食物を噛んだ時の情報は、歯根膜や咀嚼筋の筋紡錘から三叉神経の知覚核(主知覚核、脊髄路核、中脳路核)に伝えられ、三叉運動神経核を介して(反射)咀嚼に関する筋が動く。

● 第1章 咀嚼と食物の話

筋の収縮は、筋繊維(＝錘外筋)の働きであり、結合組織で被われている筋細胞(＝錘内筋)は収縮筋としての働きは小さく、筋知覚のモニターとして働く。
筋の収縮状態は、筋紡錘と腱器官の情報によって判断される。

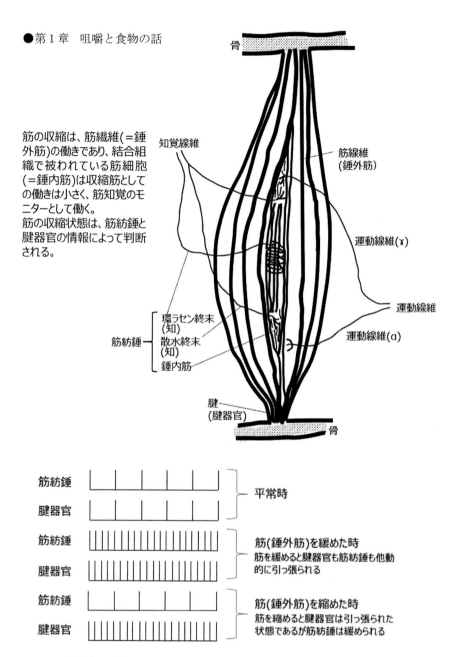

図3 筋紡錘 （下の図は、電気刺激を測定したもの）

3 咀嚼器官の成り立ち

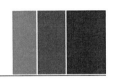

　顎をもたない円口類から哺乳類までの全ての脊椎動物（魚類、両生類、爬虫類、鳥類、哺乳類）は、体の前端部に「脳」を持ち、脳は眼、鼻、耳、口、皮膚等の感覚器官と密接に関係している。これらにより、環境を細部にわたって感知している。この脳と感覚器官を内蔵して保護しているのが頭蓋である。この頭蓋は脊柱体軸の前端部分が体の前方へ突出してできたものであり、大きく神経頭蓋（脳頭蓋）と内臓頭蓋（顔面頭蓋）に区分されることがある。

　脳の前端部の下面に、消化管の前端部分が"口"として開いて、この口は咽頭を経て食道へと移行している。魚類等の下等脊椎動物の咽頭壁にはいくつかの細長い裂け目があって、咽頭腔は外部に直接開いている。この裂け目は鰓弓という軟骨によって支持され、自由に動くことが可能である。鰓弓に関連した裂け目は、魚類では呼吸と食物（プランクトン等）の濾過に使われており、特に円口類や軟骨魚類では外観上も顕著である。私たち哺乳動物では、胎仔期の初期にこれらの鰓弓は出現するが、一時的で間もなく消失する。しかし、この構造物は、その後の頭部の諸器官の形成に深く関与することになる。

●第1章　咀嚼と食物の話

3 咀嚼器官の成り立ち
Ⅰ　口腔領域の骨と筋の発生

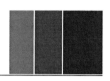

【鰓溝、鰓のう、鰓弓】

　首に相当する部位の外側部間葉組織は5〜6対の鰓弓（咽頭弓）と呼ばれる間葉柱を形成する。この場合、第一鰓弓と第二鰓弓の発達は著しいが、第三および第四鰓弓は重なり合って走行し、第五および第六鰓弓は発達不良のため、体表での識別は困難である。

　各鰓弓を構成する間葉組織内に芯となる軟骨、骨格筋、血管が分化する。さらに、後脳胞（菱脳）の特定部位から脳神経が特定の鰓弓内へ侵入して、その場所で分化しつつある骨格筋に入って「筋と神経」の支配関係を形成する。

【鰓弓域の筋】

　ヒトの筋には、筋節（体節）に由来するものと、筋節に由来しないものがある。頭部に存在する筋は浅層の顔面筋（表情筋）と深層の咀嚼筋に大別されるが、両者ともに後者で、鰓弓より形成される諸器官の運動を担う。それぞれの鰓弓から発生する骨格と筋をまとめると表1および表2のようになる。

表1　各鰓弓部から発生する骨格

第一鰓弓（顎骨弓）由来　　　　　　　　　下顎軟骨(メッケル氏軟骨) →	ツチ骨、キヌタ骨、下顎骨(一部)
方形軟骨 →	キヌタ骨
第二鰓弓（舌骨弓）由来　　　　　　　　　舌骨軟骨(ライヘルト軟骨) →	アブミ骨、茎状突起、舌骨小角、舌骨体上部
第三鰓弓由来　　　　　　　　　　　　　　舌骨大角、舌骨体下部	
第四鰓弓由来　　　　　　　　　　　　　　甲状軟骨、楔状軟骨	

(注)下顎骨の一部はメッケル氏軟骨由来であるが、大部分は後に膜性骨化により形成される。

咀嚼と食物の話●

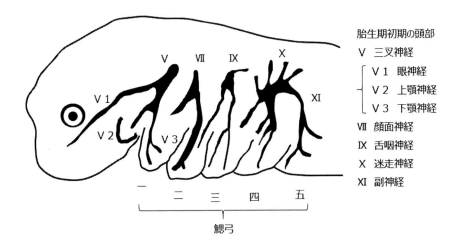

図4　鰓弓一～五　神経の分布域
それぞれの鰓弓に由来する筋は、この時期に侵入した神経の支配を受け続ける。

　各鰓弓に由来する筋は、そこに侵入した神経の支配を受けるが、その「筋と神経」の関係は生涯を通して変化することは無い。例えば顔面筋(表情筋)は、第二鰓弓由来であり、成長が進むにつれて顔面全域に分布する様になるが、一生を通して顔面神経による支配を受けることになる。

●第1章 咀嚼と食物の話

表2 鰓弓域に発生する筋とその支配神経

第一鰓弓 　メッケル氏軟骨に付着するが、 　　後には下顎骨には付着しない筋 ……… 　下顎骨に付着する筋 ………………… 　　　三叉神経の下顎神経支配である。	口蓋帆張筋、鼓膜張筋 咀嚼筋（側頭筋、咬筋、内・外側翼突筋） 顎舌骨筋、顎二腹筋の前腹
第二鰓弓 　ライヘルト軟骨に付着する筋 ………… 　顔面に移動 …………………………… 　　　顔面神経支配である。	アブミ骨筋、茎突舌筋、顎二腹筋の後腹 顔面表情筋、耳介筋、広頚筋
第三鰓弓 　上咽頭収縮筋 　　　舌咽神経支配である。	
第四鰓弓 　咽頭収縮筋群、口蓋帆挙筋、輪状甲状筋 　　　迷走神経支配である。	

（注）第一鰓弓から発生する筋は、三叉神経・運動核からの運動線維に支配されるが、そのうち咀嚼筋（側頭筋、咬筋、内・外側翼突筋）は深側頭神経、咬筋神経、内・外側翼突筋神経により支配され、閉口時（下顎を上げる時）に働く。一方、舌骨上筋群（顎舌骨筋、顎二腹筋の前腹）は、開口時（下顎を下げる時）に顎舌骨筋神経により働く。

私たちの顔面に形成される咀嚼筋は、第一鰓弓（顎骨弓）由来であり、顔面表情筋は第二鰓弓（舌骨弓）由来の筋である。ヒト（哺乳動物）では、新生児は誕生後しばらくの間（数ヶ月間）乳を吸って生きている。その吸啜のために、舌骨弓由来の骨や筋が顎骨弓由来の骨や筋の表面にせり出して、吸い口の形状と機能をもつようになる。これが顔面表情筋で、眼、口、鼻、耳の孔を取り囲んで皮膚の輪状筋となる。この顔面表情筋は、本来は骨格筋（骨と骨または軟骨に付く）であるが、発生したところから移動してきたために、付着部を変化させて骨から皮膚、皮膚から皮膚に付く（皮筋）ようになった。これが、顔面表情筋がその発生した場所に因んで顔面内臓筋と言われる理由であり、消化器系と由来を同一にし、極めて深い関係にあることになる。換言すれば、顔面表情筋と咀嚼筋はともに鰓弓由来であるが、この鰓弓は系統発生学的にみれば、呼吸と摂食に関わるものであることから、顔面筋は摂食に関わる消化器系の一部であり、同源であると考えられる。

　ヒトの頭骨を構成する骨格の中で、可動性関節で関節されて動く骨は下顎骨のみである（舌骨も可動性があるが、骨との間に関節をもたない特殊な遊離骨である）。口の開閉運動に関与する筋はすべて下顎骨に付着している。この下顎骨は、基本的には上・下運動（口の開閉運動）を行う。筋は下顎骨に付着し、咀嚼筋の働きで下顎は引き上げられ、舌骨上筋群の働きで下げられる。さらに下顎骨は、顎関節によって咀嚼運動が可能となっているが、

●第 1 章　咀嚼と食物の話

　出生して後に用いている下顎骨は胎生初期のものとは異なり、その後に形成される。初期に形成された関節は器官形成期に中耳に移動する。しかし、これら初期に形成された筋は、作用が変化しても支配神経は変わらずに一生、使用することになる。なお、下顎骨は単に上下運動のみならず、ヒトでは前後・左右にも可動することによって、臼歯による"すりつぶし"が活発に行われる。肉食動物の場合は単純に上下運動のみで"食いちぎり"が活発に行われる。これは、前者では顎関節のはまり方が広くて浅く、後者では狭くて深いことで対応している。

　以上、口腔〜咽頭の初期発生について述べた。ヒトが出生してからの一生の間、生命を維持するのに重要な摂食活動を担う様々な器官は、発生初期（受精後 8 週頃）に一時的に形成される鰓弓に起源をもち、複雑な過程を経て形成される。この頃は器官形成期と呼ばれ、様々な環境の影響を受ける極めて重要な時期である。鰓弓由来の骨の形成と、系統発生学的に旧い関節と新しい顎関節の形成について、図で説明する。

咀嚼と食物の話●

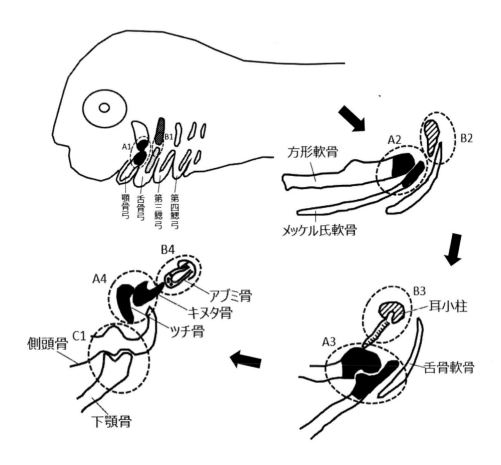

図5 鰓弓由来の旧い関節(方形骨関節骨関節)と新しい関節
　　(側頭骨下顎骨関節)形成の模式図
　　・A1～4:顎骨弓骨格の変化
　　顎骨弓骨格の関節は、ツチ骨とキヌタ骨となって中耳に入る。
　　・B1～4:舌骨弓骨格の変化
　　舌骨弓骨格の耳小柱は、アブミ骨となって中耳に入る。
　　・C1:新たに作られる側頭骨下顎骨関節(顎関節)

●第1章 咀嚼と食物の話

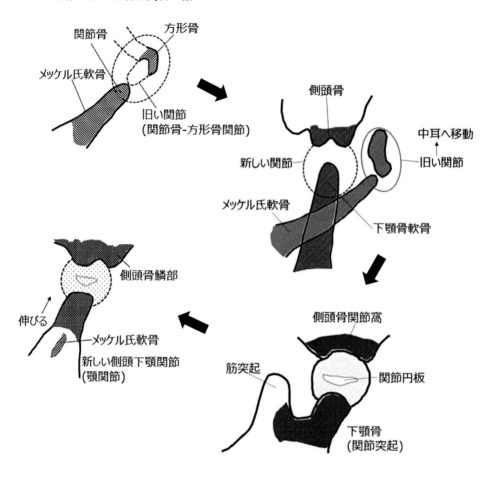

図6 新しい顎関節の形成

顎骨弓の関節部分は、ツチ骨・キヌタ骨となって中耳に移動し、側頭骨鱗部と歯骨（＝下顎骨）の間で新しい顎関節が形成される。

3 咀嚼器官の成り立ち
Ⅱ 下顎骨と下顎の関節

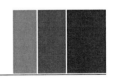

　魚類から爬虫類までは、下顎骨は「歯骨、挟板骨、上角骨、角骨、関節骨等」がメッケル氏軟骨を両側から挟む様に配置されている。すなわち、多数の骨の張り合わせ状態である。関節は、下顎の後端の関節骨と頭蓋の方形骨によって構成され、いわゆる方形骨関節骨関節である（この関節は、ヒトでは中耳に移行している）。

　哺乳類では、下顎骨は左右（一対）の歯骨のみで構築され、これらは左右が正中で癒合している。すなわち、1個の骨で下顎はつくられ、爬虫類以下に比べると強固である。関節は側頭骨鱗部と下顎骨の関節頭により新たに構成されることになる（側頭骨下顎関節＝顎関節）。この骨と関節は系統発生学的にみれば、新たに形成されるもので強力であり、食域を広げるのに有利である。

●第1章 咀嚼と食物の話

4 咀嚼機能

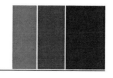

　一般的に、咀嚼は口腔内に取り込んだ食物を噛み切り、噛み砕き、唾液を混和して嚥下に適した大きさと柔らかさを有する食塊にすることをいう。咀嚼に関連する臓器には、口唇、歯、舌、口腔粘膜、顎骨、顎関節、唾液腺、咀嚼筋、歯根膜、筋紡錘等が含まれ、これら口腔内からの様々な情報が中枢（脳幹）に伝えられ、それを統括することにより咀嚼運動が調節されている。

　咀嚼運動そのものは主として顎、舌、咀嚼筋、唾液腺の調和のとれた共同作業であり、主な運動が下顎運動である。動物系統学の立場から見れば、歯系の発達、顎の形成、舌の発達、そして口唇の形成の過程を経て、哺乳動物の咀嚼運動が可能になってきた。特に、口唇と舌の働きは見落とされがちであるが、極めて重要で、口唇の発達していない動物では歯による咀嚼は行われない。すなわち、口唇は咀嚼時に口腔内内容物が口腔外へ逸脱することなく遂行するのに役立っている。本格的に口唇が形成され、その機能を発揮するのは哺乳類である。口唇を持たない爬虫類のワニが肉を咀嚼すると、肉汁は口腔から放出してしまって極めて効率が悪いことになる。また、舌は咀嚼そのものの働きの他に、草食動物のように食物を口腔内に摂り入れる段階でも極めて大切な機能を有している。通常、魚類等の下等脊椎動物には、舌の存在すら見

られないものや、存在していても筋がなく可動性のないものが多く、顎と歯で捕らえてそのまま食道以下へ丸呑み様式で送り込んでいる。陸上生活を行っている下等な脊椎動物、すなわち両生類、爬虫類等では舌を効果的に動かして飛んでいる虫や移動の速い動物を捕らえて口腔内へ運んでいる。さらに哺乳類では、口腔内に入れた餌物を咀嚼する際に、あまりこなれていない食物を舌によって二度三度と臼歯上に移動させて食物をより小さな破片に砕き、唾液と混和して飲み込みやすい食塊を形成するのに役立っている。

咀嚼機能を果たすための構造には基本的に次の3つの事柄が必要不可欠である。

① 口の外壁(頬) 　 口の前面(口唇) 　 口の天井(口蓋)	が閉ざされていること（哺乳類以外は口の外壁や天井が開いていて、口の空間を閉じることができない＝餌は丸呑みする）
② 唾液腺が存在すること	
③ 歯が機能分化していること　(切歯、犬歯、小臼歯、大臼歯)	

ヒトの歯は、食物を切断したり硬い食物を咀嚼して小さく噛み砕く働きをもっている。この咀嚼を行うためには、切歯、犬歯、小臼歯、大臼歯に分化し、様々な形状の歯を有していることが重要で、同じ形（全ての歯が円錐歯形）の歯では、その機能は果たせない。ヒトの歯は食物を細分化する一方、食物の物性（硬さ、大きさ等）を感知する機能を持って、その役割を果たしている。

●第1章　咀嚼と食物の話

4　咀嚼機能

I　歯の機能

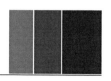

　歯は、上・下顎の周辺で食物となる獲物を捕捉するために発達した器官である。捕食器としてのするどい歯は円錐形、牙状で、肉食動物で発達しており、甲虫等の無脊椎動物や甲羅を咬み砕いたり、植物をすりつぶしたりして食べる動物では臼状歯が発達している。ヒトはその中間型で雑食性であり、歯の形も両者の特性を持ち合わせている。

　咀嚼機能は、哺乳動物のみで見られるもので、"歯"の分化が基本的要因である。魚類から爬虫類までと、哺乳動物での"歯"に関しての違いは次の様である。

	<魚類〜爬虫類>	<哺乳類>
歯の形	同形歯性(同じ形をしている)	異形歯性(機能・形態が分化している)
歯の数	歯数が著しく多い。	歯数は少なく、ほぼ決まっている(歯式)。
歯の交換	何回も生え代わる。	一度生え変わる(乳歯→永久歯)。
歯の固定	骨性結合、結合組織性結合	歯槽性

　時として例外と思われる様な状況に出合う。例えば、コイの咽頭歯である。歯式がコイ科魚類の分類指標に用いられる程、種によって特徴がある。この歯は下咽頭骨に存在して、上咽頭の咀嚼板に対応し、通常は貝殻を破壊して食べるのに役立っている。そのパワーは大変なもので、100円硬貨を曲げる程である。この咽頭

歯に対応する結合組織の構造物は"咀嚼板"と呼ばれているが、タイ類の顎歯と同様に貝殻を砕くためだけに利用され、本来の咀嚼機能は無い。なお、魚類では口腔から咽頭まで、さらに食道にまで歯が分布しているが、ヒトでは上・下顎に限定されている。

　一方で、ヒトの歯は、無顎類の皮甲に由来し、その働きを引き継いで、外界の刺激を感知する感覚の受容器として機能し、さらに体内の過剰なカルシウムを排泄するのに役立っているとも言われている。私達は、歯の感覚の鋭さを経験しているし、子供の時に乳歯を捨てて永久歯に代わることも体験している。

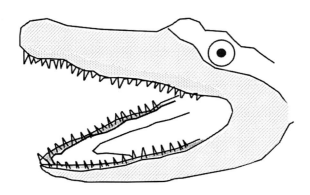

図7　ワニ(爬虫類の口部)
顎歯はするどい牙状歯で同形歯性であり、口唇はない。

●第1章　咀嚼と食物の話

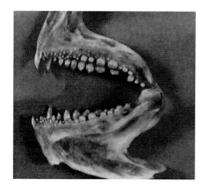

マダイの顎歯　　　　　　コイの咽頭歯

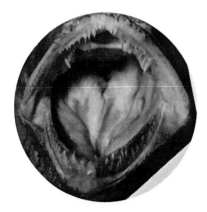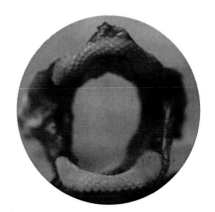

アンコウの顎歯　　　　　　アカエイの顎歯

図8　魚類の様々な歯

マダイの顎歯やコイの咽頭歯は貝殻を砕くのに働く。アンコウの歯は蝶番結合で、一旦口に入れた餌物は決して逃がさない機能を果たす。アカエイの顎歯は、外側の歯から順番に欠落して、奥から順次補充される。

4 咀嚼機能
Ⅱ 咀嚼の必要性

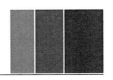

　ヒトの歯列は、乳歯で切歯2本・犬歯1本・小臼歯2本（左右・上下、合計20本）、永久歯では、切歯2本・犬歯1本・小臼歯2本・大臼歯3（2）本（合計28本または32本）であり、異形歯性と呼ばれる。歯数は少なくて、歯種によってその形と働きが異なっている。咀嚼運動は臼形をした大・小臼歯によって行われ、この歯が存在していない下等脊椎動物、ヒトでも歯列の形成が未熟な幼児や、老年期で欠落した状態では、咀嚼能力は著しく弱くなる。幼児期や老年期では青年期や壮年期に比べて咀嚼機能は著しく劣るために、食事形態は咀嚼能力に対応しなければならないことになる。

　咀嚼運動はヒトにとって極めて複雑な、様々な機能を含んでいる。捕食・摂餌行動を咀嚼運動に含むか否かは疑問視されるが、いずれにしても食べ物を口腔内に取り入れることから始まる。ヒトは手の働きを借りて食べ物を食べやすい状態にしてから口に入れて、口唇、歯、舌等の働きによって摂食行動を推進する。

　咀嚼は、消化器官の入口の口腔において、まず食物を摂取した時に行われる動作である。その必要性は次の様に考えられる。

● 第1章　咀嚼と食物の話

① 食べ物を粉砕して、消化吸収を助ける。
② 口腔内の衛生を保持する。
③ 口腔内諸器官への血流を促して、活発化する。
④ 口腔内諸器官の生理的発育を助長する。
⑤ 消化液(唾液)の分泌を促進する。
⑥ 食べ物の味を知覚する。
⑦ 食物中に混在する異物や有害物を感知して飲み込まないようにする。
⑧ 咀嚼筋の筋紡錘からの情報が中枢に伝わり、脳の活性を促す。
⑨ 食物と唾液を混和して食塊を作り、咽頭方向へ移送して嚥下運動に繋げる。
⑩ 生命維持と深く関わっている。

　⑩は最近、特に多方面から注目されており、咀嚼運動が脳の活性、特に"ボケ"防止にも役立つと言われている。このことについては後に述べる。

　"咀嚼する"行為は、口腔内の全ての器官が連動してそれぞれの役割を果たしている結果である。極めて複雑であり、人体にとって重要なものである。脳の機能局在に関しての"知覚のこびと""運動のこびと"として体部位別の局在性を示した図がある。この図を見ると、全身各部の面積と比べて、口部付近に関連した領域が極めて広いことに気付く。ヒトの毎日の生活の中で、咀嚼に関する情報管理がいかに重要であるかを示している。

咀嚼と食物の話●

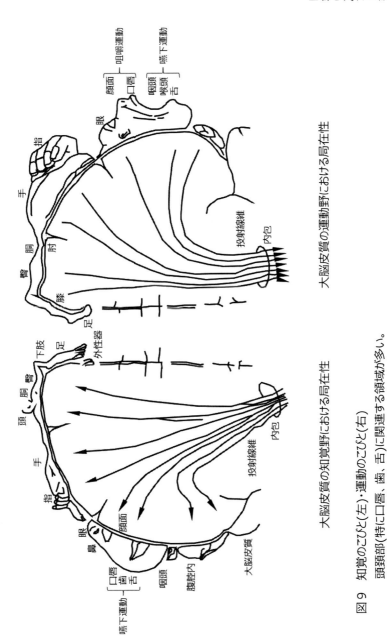

図9 知覚のこびと(左)・運動のこびと(右)
頭頸部(特に口唇、歯、舌)に関連する領域が多い。

●第1章　咀嚼と食物の話

4 咀嚼機能
Ⅲ　味覚

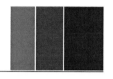

　ヒトは、食物を食べる際に極めて大切にしている要素がある。食べ物の味である。「美味しい」という感覚は、摂食に関して一生を通じて重要である。その感覚器は味覚器である。この味覚は、食物を咀嚼することと深く関係しており、"食を楽しむこと"に関連している。
　味覚器（味蕾）は、胎生11週頃に、舌の上皮性細胞に弧束核に通じる三叉神経、顔面神経および舌咽神経の神経終末が達することにより分化し新生される。味覚器の大半は舌にあるが、口蓋、咽頭、喉頭にも少し存在すると言われている。そして味蕾の感覚細胞の寿命は10日前後といわれ、分化・新生には味覚神経の存在は欠かせないと言われている。味覚は古くから「酸、甘、塩、苦」の4基本味覚が知られてきたが、明治時代に日本人生理学者によって、昆布の味の成分を「うまみ」と称し、それがグルタミン酸ナトリウムであることを発見した。その後、舌にこの物質に反応する受容器があることが解明され、日本語のまま「Umami」として追加されて、5基本味覚となっている。現在では、それぞれの味覚細胞が特定の味物質にのみ感応するのではなく、すべての味覚を感知するが、その感受性が味物質に対して一様ではないと考えられている。なお、味覚器が魚類～哺乳類まで共通した構

造機能を持っていることには興味がある。さらに魚類では、口腔内に限らず口近辺の皮膚、ヒゲ等に幅広く存在している。例えば、ナマズやドジョウではヒゲに多くの味蕾が分布し、このヒゲを湖や川の泥や砂の中に入れて食物を探索している。

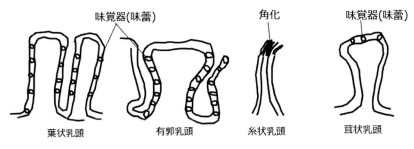

図１０-１　味覚器の存在場所

舌乳頭には４種類あって、糸状乳頭には味蕾は無く、茸状乳頭、葉状乳頭および有郭乳頭には味蕾はあり、有郭乳頭が最も多い。

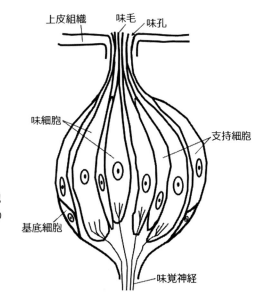

図１０-２　味覚器の構造(味蕾)

味覚器は基底細胞・支持細胞・味細胞により構成され、順次変化する。細胞の寿命は、10日〜12日である。

●第1章 咀嚼と食物の話

5 咀嚼運動の例

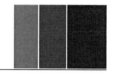

　「咀嚼とは」と考える時に、実際に食物を口に入れた場合を想定して、口腔近辺の動きを観察すると理解が進む。「ピーナッツを食べた時」「直径5cm程度の煎餅を食べた時」「御飯を食べた時に小石が入っていた場合」の3つのパターンを例にして咀嚼運動を考えてみたい。

1　ピーナッツを食べる場合
　① 菓子皿のピーナッツを眼で見て、「今からこのピーナッツを食べる」と視覚の情報を受け、まずこのピーナッツの硬さ等について、過去の経験に基づいて準備がなされる。
　② ピーナッツを一粒、口に入れると、舌がこれを受け取る。すぐに口唇を閉じる。
　③ 舌の動きおよび頬部の働きで、このピーナッツを下顎の第二小臼歯（咬合面）に乗せる。
　④ 小臼歯上からピーナッツが落ちないように、下顎が閉じる（この時、食物は頬粘膜と舌によって左右から挟まれて臼歯上から落ちないように維持されて、咀嚼が行われる。咀嚼中に、舌や頬粘膜を噛むことは滅多にない）。
　⑤ 充分に粉砕されなかったピーナッツの破片は、舌の働きで再度、臼歯の咬合面に乗せられて下顎の咀嚼運動が繰り返され、細分化される。この時、唾液との混合も進み、嚥下運動に引き継がれていく。

　　（注）食べ物を見た時、過去の食生活で得た情報を整理して、「どのくらいの硬さか」「味はどのよう か」「美味しさの程度、好みは…」等を即座に判断し、適切な力で口に入れた食物の咀嚼が始まる。この頃、既に唾液の分泌は始まっている。

咀嚼と食物の話●

2 煎餅(直径5cm以上)を食べる場合
 ① 菓子皿の煎餅の視覚情報により、食べる前の心の準備をする。
 ② 手の力も借りて、唇の力も協同しつつ煎餅を前歯でつかみ、割る。
 ③ 割れた煎餅は、舌によって臼歯上に送られて細分化する。大きな破片は咀嚼を繰り返す。
 ④ 充分に細分化された破片は唾液と混合されて、嚥下運動に引き継がれる。

3 御飯に小石が混ざっている場合
 ① 御飯を食べる前に、異物(小石等)が混ざっているか否かを視覚で判断し、もし存在が確認されれば、手で除去する。
 ② 小石が混ざっていることが分からずに噛んだ場合、瞬時にこの異物を排除することになる。口は開いた状態で維持される。
 ③ この時、歯がカチッと噛むことはなく止まる(噛んだ歯が欠けることはほとんどない)。
 ④ この情報は歯根膜からのもので、脳幹部(三叉神経・主知覚核および脊髄路核→三叉神経・運動核→顎舌骨筋神経)で処理されて舌骨上筋群(顎舌骨筋・顎二腹筋)に伝えられて口が開いて難を逃れる。
 咀嚼運動に関わる筋には、咀嚼筋と呼ばれる側頭筋、咬筋、内側翼突筋および外側翼突筋の4つがあり、これらは頭蓋から起こり、下顎骨に付着して下顎を引き上げる役割を果たしている。

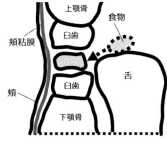
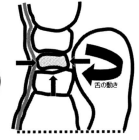
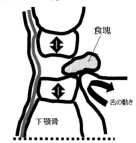

①舌に食物が乗ると、舌は口腔の後方に下がり、食物が臼歯上に移動する。(食物が臼歯上に乗る)

②舌の働き(舌筋の作用)により、頬と上下臼歯の間に食物が保持され咀嚼が行われる。

③咀嚼後は、舌の働きにより食塊が舌背に移動され、さらに咽頭に移動される。

図11 咀嚼運動の一例。(ピーナッツの場合)中央の図中の矢印は、食物を固定して咀嚼する時の力の加わる方向を示す。

●第 1 章　咀嚼と食物の話

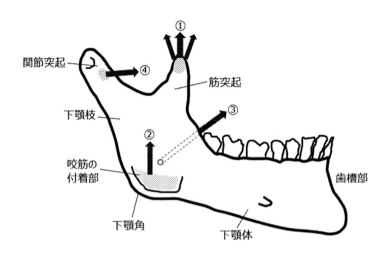

【咀嚼〜嚥下まで】

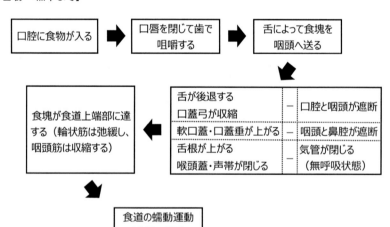

図 1 2　下顎骨の形状と咀嚼筋の付着部
　　　①側頭筋　②咬筋　③内側翼突筋　④外側翼突筋
　　　筋は矢印の方向に収縮する。この事によって咀嚼運動が行われる。

6 嚥下運動

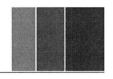

　咀嚼運動によって食塊は口腔内の様々な感覚情報によって"飲み込み可"と判断された部分から順次嚥下が開始される。口腔内に摂取された食物（一口分）は全てが同時に咀嚼→嚥下と進行するのではなく、随時、飲み込みに障害がないと感じられるものから嚥下され、他の部分はさらに咀嚼が継続される。食塊は舌が上方・後方に移動することによって咽頭に運ばれる。この時には、口蓋垂は後方上位に持ち上がって、鼻腔と咽頭が遮断され、さらに口蓋舌弓と口蓋咽頭弓が収縮して、口腔と咽頭も遮断され、食塊は咽頭に停溜するようになる。この時、ほぼ同時に喉頭蓋と声門が気管を閉鎖し、食塊が気道に侵入しないようになる。すなわち、食塊は食道方向へ移動するしか方法がなくなるのである。しかし、この時、注意しなければならないのは、気道が閉じている状態なので、一時的に無呼吸状態が発生している点である。この間、約2～3秒間である。また、老人では喉頭蓋を後方に倒して喉頭を閉じる筋の働きが弱まって餅などを詰まらせる状況も発生して、いわゆる"食べ物が喉につっかえた"状態になり窒息死に至ることもある。

　一旦、嚥下が始まると、咽頭～食道上部の蠕動運動が開始されるが、関与する筋は横紋筋である。しかし、この運動は不随意的

● 第1章　咀嚼と食物の話

であり、横紋筋でありながら意識的に中止することはできない。全身の中でも特異的な筋であるといえよう。食塊が咽頭に入ると、鼻腔、口腔、気管への道は閉ざされることになり、食道上部の筋が緩んで、食塊は食道・胃の方向に移動することになる。

①口腔相…舌の働きによって食塊を口腔から咽頭へ移動させる（随意運動）。開口したままでは口腔内圧が上昇しないので嚥下し難い。

②咽頭相…咽頭に送られた食塊を確実に食道方向へ送るために前述したような様々な動きが調節される（不随意運動が始まる）。調節がうまくいかないと誤嚥が生じて肺炎の原因となる。

③食道相…咽頭筋の働きによって嚥下圧が生じて食塊は食道に送られ、その後は食道の蠕動運動により輸送が行われる（不随意運動）。咽頭から胃までに約9秒間を要する。

咀嚼と食物の話●

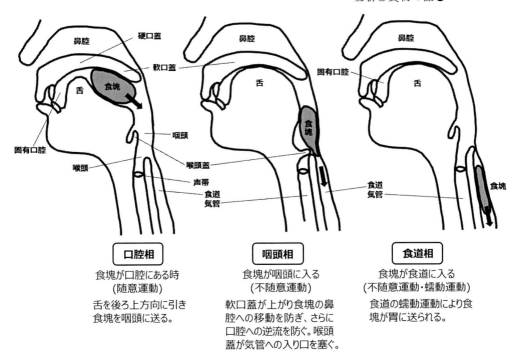

図13　嚥下運動による食塊の移動
　　　嚥下運動中は、喉頭蓋が閉まり、声門も閉じられるため、一時的に呼吸停止となる。

　食物（食品）が口腔内に摂取された後、食塊が咽頭に入って不随意運動が開始されるまでに、その食塊は"飲み込み可能か否か"が判断されることになる。その状況を作り出すのが咀嚼であり、それに連なる運動が嚥下である。通常、咀嚼が開始されると、その内容物が嚥下できる状態か否かが判断され、まだ嚥下するに不適当と判断された場合には咀嚼が繰り返されることになる。同時に口腔内に摂取された食物が食塊としてまとめられるが、その食塊の表面が滑らかである場合には嚥下が誘発されるが、そうでない場合にはさらなる咀嚼が行われることになる。

7 唾液の役割

咀嚼－嚥下運動において重要な役割を果てしているものの一つに、唾液がある。唾液は唾液腺から分泌されるが、その唾液腺は腺体が粘膜外に位置する大唾液腺（耳下腺・顎下腺・大舌下腺）と、粘膜内にあって口腔内に広く分布する小唾液腺（口蓋腺・前舌腺・口唇腺・小舌下腺など）に分類される。その分泌量は１日1.0～1.5ℓである。腺の終末部（分泌部）は漿液細胞と粘液細胞で構成されていて、前者からは消化酵素（プチアリン）、後者からは粘素（ムチン）が分泌される。プチアリン（アミラーゼ）は炭水化物を麦芽糖に分解するが、食べ物が口腔内に溜まっている時間は著しく短いために、本格的な唾液消化は胃内において行われることになる。一方、嚥下が順調に進行するためには、食塊の表面が滑らかであることが必要であるが、そのためには粘素（ムチン）が重要な役割を果たす。

図１４　唾液腺の位置と開口部

耳下腺→耳下腺管→口腔前庭
大舌下腺→舌下腺管
顎下腺→顎下腺管　　　→大舌下腺管→舌下小丘
小舌下腺→直接口腔へ(導管多数)

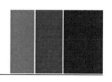

唾液腺の分泌活動は、副交感神経によって消化酵素を含んだサラサラの漿液性の唾液が分泌され、交感神経によって粘素を含んだネバネバの粘液性の唾液が分泌される。これがどのような組合せで分泌されるかは、食事以外の日常生活での精神状態とも深く関係している。興奮して交感神経が働いている時の唾液はネバネバで糸を引く様であり、口腔も乾燥することは誰もが経験している。唾液には、前述した消化酵素としての働き以外に、食べ物を飲み込みやすくしたり、また、口腔粘膜の保護を行う等の作用がある。その作用を列挙してみると次のようである。
　① アミラーゼを分泌して消化酵素として働く。
　② 嚥下しやすいように食塊を形成する。
　③ 食物残渣を洗い流す。
　④ 口腔内に入る酸や塩を希釈して緩衝する。
　⑤ 食品中の物質を溶かして味覚を生じて食欲を誘発する。
　⑥ 胃液やさらなる唾液の分泌を促す。
　⑦ 耳下腺と顎下腺からは、パロチン（ホルモン）を分泌する。
唾液の役割は、「もし、唾液が無かったら…」と考えてみると、より理解が深まる。
　① 口腔内が乾燥して、一連の摂食行動（摂食・食塊形成・嚥下）がスムーズにできなくなる。
　② 口腔内の自浄作用が失われて不潔となり、口臭が強くなる。
　③ 虫歯ができやすく、進行しやすくなる。
　④ 歯肉が傷つき、広範囲に炎症が発生する。
　⑤ 舌、頬、唇の粘膜が痛む。
　⑥ 舌の運動が円滑でなくなり、発音も妨げられる。

●第1章 咀嚼と食物の話

8 舌の役割

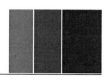

　舌の運動に関する舌筋は、外舌筋と内舌筋の2種類がある。外舌筋は舌を前下へ、後方へ、左右へ動かし、内舌筋は舌を厚く、細長く、平坦に形を変える。舌は終生、運動し続ける器官であり、著しく血流量が多いのが特徴である。

　また、舌乳頭が発達していて、味覚器を有している有郭乳頭、葉状乳頭、茸状乳頭があり、味蕾をもたない糸状乳頭も分布している。

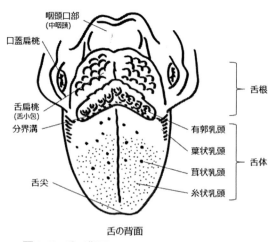

図15 舌の背面
舌乳頭は味乳頭(味蕾のある乳頭)と機械乳頭(味蕾は無く、角化する)の2種類に分けられる。

【舌の役割】
① 感覚器として働く。触覚・圧覚は身体中で最も敏感。
② 運動器官として、食塊を咀嚼側の臼歯咬合面にのせ、または左右へ移動させる。
③ 食物の味覚を感じる。
④ 唾液分泌を促進する。
⑤ 嚥下しやすい食塊をつくる。
⑥ 口蓋形成や歯列形成に関与する。
⑦ 乳幼児期に、舌は前後運動→上下運動→左右運動と順次獲得し、舌が自由に動く能力が得られて、やがて咀嚼運動の完成となる。

9 幼児期〜老人期の咀嚼機能の変化

　咀嚼機能の発達・成長の観点から、ヒトの一生を大きく区分すると次の様になる。

　　1）乳児期〜幼児期前半…咀嚼機能の獲得
　　2）幼児期後半〜学童期…咀嚼機能の習熟
　　3）思春期〜青年期………咀嚼機能の習熟および維持
　　4）成人期………………咀嚼機能の維持
　　5）老年期………………咀嚼機能の減退

●第1章　咀嚼と食物の話

9　幼児期〜老人期の咀嚼機能の変化
I　乳児期の咀嚼機能の獲得

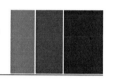

　ヒトの出生時の体重は約3.0kgであり、出生するまでは外界とは全く遮断された環境下で過ごし、必要な酸素や栄養分は胎盤を通して母親から供給されている。出生を境にして、外界から生命を維持するために必要なものを摂り入れることになるが、体重の面からみれば、3ヶ月齢で出生時の約2倍、1ヶ年後には約3倍になっている。これは、長い人生を通じて最も成長が速い時期であり、このことを反映して食べ物の形状やテクスチャー（人々が主観的に判断する－例えば"口当たり""舌触り""歯応え"…に関連した食べ物の多様な物性に関する評価）と称されるものが著しく変化する。

　外界環境に接したことがない新生児でも、原始反射（哺乳反射）が口唇などへの触刺激によって誘発されて、母親のおっぱいを吸うことができる。この行為は次の様ないくつかの反射により成り立っている。

　① 探索反射（乳探し反射）
　　　口角部や口唇・頬に触れると顔をその方向に向けて口を開く。
　② 捕捉反射（口唇反射）
　　　口唇を押すことにより、上・下唇を丸めて前に出して乳首を捉える。
　③ 吸啜反射
　　　口に入ってきたものを吸う。

④ 咬反射
　口を閉じて臼歯の位置に相当する歯茎で嚙み込む。
⑤ 舌挺出反射
　唇で感覚して口に入れたものは舌で巻き込んで捉えるが、それ以外のもの（例えばスプーン）は、押し出そうとする。

　乳児にスプーンで果汁等の離乳食を与えようとする時、すなわち離乳食を開始するためには、⑤の反射が消失していることが条件となる。乳児は乳首を銜えたまま連続的に呼吸をしながら乳汁を飲み続けることができるが、成人にはできない。これは、乳児期には嚥下時に喉頭蓋を閉じることなく行われるのに対して、成人では食物を送り込む時には喉頭蓋を閉じて気道を塞ぐために一時的に無呼吸状態になることに起因している。この時期の口腔内の特徴としては舌の前後運動があげられるが、歯はまだ生えていない。哺乳期の原始反射と呼ばれる行為は生後４〜６ヶ月頃に消失して、やがて反射によらない摂食機能が発達する。
　ここで、胎児における歯系の発達について述べておく。
　歯の原基が形成されるのは受精後６週目頃で、体長約１１㎜である。この頃に上顎と下顎の区分が生じ、顎の上皮の一部が膨らんで、いわゆる歯胚が形成される。そして、歯胚が口腔上皮から分離して円形になったところで、顎骨の形成が開始される。胎生４ヶ月頃には乳歯の形成はかなり進行し前歯（切歯）では石灰化が開始される。この頃に、永久歯の歯胚の形成も開始される。歯の石灰化にはカルシウム塩の沈着が必要であり、このためには母親から胎盤を通じてカルシウムを貰い受ける必要がある。妊娠中

●第1章　咀嚼と食物の話

の母親がカルシウムを十分に摂取するように言われるのは、この様な事に関係している。いづれにしても、個人差はみられるが、歯の形成は胎生初期に開始されることは確かであり、この頃の母親の健康は非常に大切である。そして、出生後半年頃には歯の萌出が始まる。

咀嚼と食物の話●

9 幼児期～老人期の咀嚼機能の変化
Ⅱ 離乳期の摂食機能

　離乳期は前期（５～６ヶ月）、中期（７～８ヶ月）、後期（９～１１ヶ月）、そして完了期に区分されることが多い。それぞれの特徴は次の表の様である。

表３　離乳期の食物の性状

①離乳前期	②離乳期(前)	③離乳期(中)	④離乳期(後)	⑤離乳完成期
液休を飲む	ドロドロ状態	やや硬い	いわゆる離乳食	幼児食
乳首を舌で捉えるように出てきて乳を吸う	口を閉じて飲み込む	舌と口蓋の間で潰す	歯茎で咀嚼	歯の生えるに従って噛み潰す
舌の前後運動	舌の前後運動	舌の上下運動	舌の左右運動	舌の形を自由に変える

　乳歯は生後６ヶ月頃に生え始め、２０本（切歯２本、犬歯１本、小臼歯２本）が全て生えそろうのは３歳以後である。離乳期を終えた後約１年間は左右の一対の乳臼歯のみで咀嚼を行っていることになり、成人に比較するとその能力は著しく小さい。さらに、この頃は、舌の運動は成人の様に自由ではなく、特に左右の動きが不得手なために、成人に比べると咀嚼できる食べ物は限られている。また、咀嚼機能が十分に発達していないので、なかなか嚥下しないで食べたものを口中に溜め込んだり吐き出す様な行動がみ

47

● 第1章　咀嚼と食物の話

　られる。乳幼児期は親が子供の口に入れた食べ物が、その子にとっては人生で初めての食体験であるため、その食べ物に対して"噛みにくい""食べにくい"という不快感を記憶させてしまうこともある。その場合には、その食物を嫌いになるということにもなる。

　実際には『嫌い』というのではなく、『食べられない』ので食べないという状況が生じているのに、親や周囲の人が誤解をする可能性がある。この事は咀嚼能力の発達に関連した事柄で、将来子供の嗜好に関わってくるので注意したい。

　咀嚼機能の発達は新しい食物の摂取を可能にする（食域を広げる）が、同時に、食べた食品の物性がさらなる咀嚼機能を育てるということもあり、両者は相互に影響しあって成長していく、いわば食育の基本でもある。

9 幼児期〜老人期の咀嚼機能の変化
Ⅲ 小児期の咀嚼機能の獲得〜習熟期

　ヒトは一生の間に、一度歯が生え変わる。いわゆる乳歯と、一生生え変わらない永久歯が存在する。ヒトの歯にはそれぞれ役割があって、切歯と犬歯は食物を噛み切ったり、捕食する（捉える）機能、そして臼歯にはそれを砕いたり、つぶしたりする機能を持っている。この様に歯は形状が異なるので、異形歯といい、爬虫類以下の様に歯の形が同じ（円錐形）である同形歯とは区別されている。前者は咀嚼機能を持つことになり、後者は獲物の捕獲機能が主となる。この様にそれぞれの歯の働きを考慮すると、小臼歯が生え揃って完備されて以後（満2歳以後）に、咀嚼機能が発達することになる。離乳期を終えた１年間程は、左右２対の小臼歯での咀嚼であり、成人の左右５対の臼歯（大・小）の場合に比べると、その能力は著しく低く、７割にも満たないと言われている。これらの歯の植立している上・下顎の発育について、少し述べる。上・下顎の属している頭蓋骨の成長をみると、眼より上の部分は、脳の前頭葉の発達に伴って早い時期から成長し、１２歳頃には止まる。一方、眼より下の部分を構成している下顎骨は長期間にわたって成長し、１８〜２５歳頃まで続く為に、ここに所属する咀嚼器官の形成も長期間にわたって続くことになる。このゆっくりと大型化する下顎骨に対応して、そこに

●第1章　咀嚼と食物の話

植えている歯も歯列もゆっくりと大型化する。これは見た目の話で、萌出した歯それ自身は、それ以後、大きくなることはないので、このことに対応して乳歯から永久歯へ、すなわち、小さい歯から大きな歯へと歯の交換が行われ、やがて完成する。咀嚼機能の発達の点からも理にかなっている。

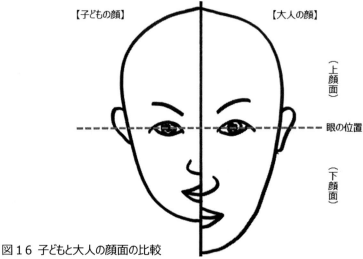

図16　子どもと大人の顔面の比較
眼の位置を同じにした時、眼から下の部分は、大人に比べて子どもは著しく小さい。これは下顎の成長が、眼の上部よりも遅れることを示している。

　通常、噛む力を示す用語として、咬合力や咀嚼力が用いられる。咀嚼筋に代表される閉口筋が収縮して上・下の歯で噛みしめた時の力を咬合力という。実際に食物を咀嚼している時の咬合力を咀嚼力という。

咀嚼と食物の話●

　小児期は、眼より上の上顔面骨の成長が、眼より下の下顔面骨の成長に先んじるために、小児の眼の位置が相対的に成人に比べて下位にあるように見える。成人に比べて小児の下顎骨が小さいということは、下顎骨に付着する筋（咬筋）の付着面も小さく、歯の植えている歯列の長さも小さいことを意味している。必然的に、小児期の咬合力は成人に比べて小さく（約1／3）、同じ食品を粉砕しようとする場合に、小児ではその負担は大きくなる。さらに、片側咀嚼を行う場合にも、乳歯を使用する小児では左右の咀嚼筋を同時に収縮させて噛み行動を行うが、成人では作業側の筋を反対側の筋よりも強く働かせて、いわゆる働く筋と休む筋の機能的な使い分けができている。このことは、乳児では片側での咀嚼ができず、両側同時に咬み合わせていることを示している。なお、咀嚼の主体となる筋は、小児期には側頭筋が優性に働くが、成人では咬筋主体となる。このことは小児と成人の下顎骨の形状を比較すると納得がいく。

9 幼児期〜老人期の咀嚼機能の変化
Ⅳ 下顎骨の成長

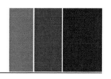

　下顎骨の成長は第1大臼歯の萌出する6〜7歳頃に急激に進む。下顎骨の大型化に従って咬筋の付着する面積が増大し、同時に筋自体も大型化する。この時期の咀嚼力（機能）は全身の成長とほぼ比例し、"ボール投げの距離の伸び"と相関があると言われている。さらに、筋の機能的成熟は神経系の発達との関係が深く、両者は互いに関与しあいながら発達していく。ヒトは一生に一度、歯が生え代わる。乳歯が脱落して永久歯に代わる。永久歯は乳歯よりもかなり大きい。さらに一度、形成された歯は大きさが変化する（成長する）ことはない。下顎骨の成長はこのことに対応しているものと考えられる。最近、第三大臼歯（智歯、親知らず）を欠く人、すなわち、この歯の生えるスペースの無い人が多く、日本人の歯数も西欧人と変わらず28本の人が多くなった。さらに、歯並びも様々であるが、これらは下顎骨の成長と大きく関係していると言われている。

　食べ物が口腔に入ると、口腔粘膜・舌・歯根膜・筋・顎関節等に存在する感覚受容器によって食べ物の性状を感知する。この情報は三叉神経の知覚線維を通じて中枢に伝えられて、適切な咀嚼力を発揮するように判断され、三叉神経の運動線維を介して筋に指令が達する。この感覚的な食べ物の硬さの判断（知覚）は、実

際に行われる咀嚼力の大きさとほぼ一致する。当然のことであるが、硬い食べ物は咀嚼回数が多く、飲み込むまでの時間も多くを要することになる。例えば、ゼリー（ゲル状食品）を口に入れると、歯でほとんど噛まずに舌と口蓋の間で押しつぶす（口蓋圧）が、食べた物がさらに硬い場合には、歯による咀嚼が開始される。

咀嚼運動は、咀嚼筋や舌筋の働きに加えて唾液等の活性化も促進することになり、口腔内の諸器官のみならず、口腔領域以外の全身の身体機能にも影響を及ぼすと言われている。近年、このことに関する知見は著しく増加し、注目を浴びている。しかし現代は、食品の調理法が著しく発達したために、あまり噛まなくても飲み込める状態のものが増加している。このことは、ある意味で我々人間が長い歴史の中で獲得してきた咀嚼による身体的・精神的に優れた影響力を自ら放棄しつつあるようにも思われる。

我々が日常生活で最も目に入る消化器官が歯であろう。子供の成長を気にかける親は歯の生えてくる状況をやきもきしながら観察することになる。従来から広く認識されてきた乳歯の生える順序は次の様である。

●第1章　咀嚼と食物の話

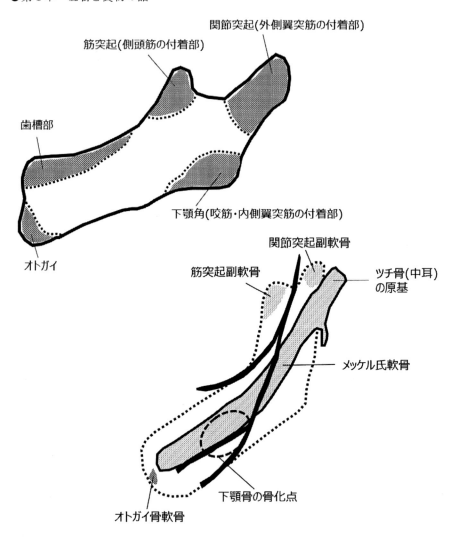

図17　下顎骨(歯骨)の形成

胎生5週：メッケル氏軟骨の外側で関葉組織の部分的増殖(骨化点の出現の前兆)
胎生6週：骨化点の出現。膜性骨化の開始。メッケル氏軟骨を取り囲むように進行する。
胎生10～14週：副軟骨(メッケル氏軟骨に無関係の軟骨)が下顎頭、筋突起、オトガイ隆起を形成する。

咀嚼と食物の話●

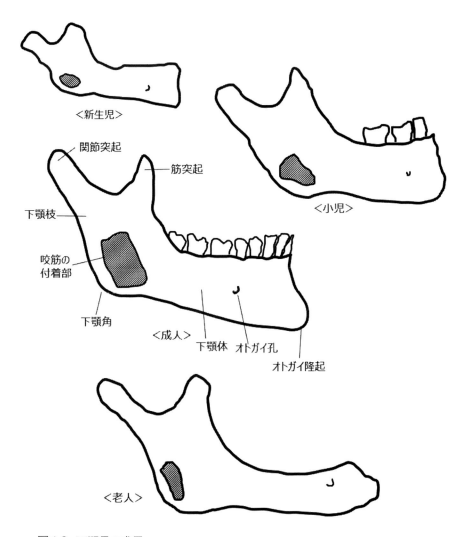

図18 下顎骨の成長

下顎骨の成長は、6才頃が最も盛んである。骨の成長に伴って咬筋の付着面積も増大し、咀嚼力は強くなるが、老人では衰える。

9 幼児期〜老人期の咀嚼機能の変化
Ⅴ 歯の形成

歯の生える順序は、一般的に次の様に言われている。

> 下顎・中切歯→上顎・中切歯→上顎・側切歯→下顎・側切歯→上顎・第一臼歯→下顎・第一臼歯→上顎・犬歯→下顎・犬歯→下顎・第二臼歯→上顎・第二臼歯

まず最初に萌出する歯は多くの場合、下顎中切歯で、生後6〜7ヶ月頃である。上に示した様な順序は、一般的な統計から考えられたものであって、各個人全てに当てはまることはない。子供の健康状態によって大きく左右される。

全ての乳歯（20本）が生え揃うのは2歳過ぎの頃で、生える順序のみならず生えてくる時期も個人差が大きく、特に生えるのが遅い歯でその傾向が大きいと言える。そして、この乳歯が永久歯との交換期に入るのは6歳頃であるため、数年間（約4年間）は乳歯のみによる咀嚼が続くことになる。その後、しばらくの間は乳歯と永久歯が混在するが、20歳頃（第三大臼歯の生える頃）に永久歯が生え揃う。総数32本であるが、第三大臼歯を欠く場合には28本、最近は28本の人が多い。言い換えれば、思春期・青年期の長い咀嚼機能習熟期を経て、成人期の咀嚼機能維持期に入っていくことになる。

咀嚼と食物の話●

　咀嚼は、次の様なことを基本に行われる。
①　口腔が前面：口唇、上面：口蓋、側面：頬粘膜、下面：舌下粘膜、後面：咽頭、内容：舌により構成され、口の空間が閉ざされていること。
②　唾液が豊富に分泌され、この唾液と食物が混ざり、咀嚼がスムーズに進行すること。
③　様々な形をした歯が顎上に植立して機能的に分化していること。
　咀嚼は誰もが行い得る簡単な行為と思いがちであるが、初期器官形成時に様々な要因で発育不良や異常成長があると、その機能の獲得に困難が生ずることがある。また、多くの器官の総合的で巧妙な働きによるものであるため、長い人生の中で様々な状況に出会う。口の動きが悪くなると、食物を食することが苦痛となり、その時に初めて口腔内には大切な器官が多く存在しているということを自覚することになる。

●第1章　咀嚼と食物の話

9　幼児期～老人期の咀嚼機能の変化
Ⅵ　"歯"とはどういうものか

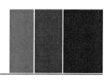

　虫歯の時や体が著しく疲れている時等に、思いもよらない程の歯痛を感じることがある。しかし、どの歯が痛んでいるのかを当人が判別するのは困難である。これは、歯髄に侵入している三叉神経（上歯槽神経、下歯槽神経）が吻合（神経叢を形成する）して複数の歯に入っているために生ずる現象である。また、歯と歯の間に挟まった異物は、目で見ても指で触れてみても殆ど自覚し得る様な物でない場合でも口腔内ではその存在が大きく感じられる。これは、歯が"感覚器"としての働きが大きいことを示している。歯と眼は、露出（自由）神経終末のみが分布している場所で、人体で最も鋭敏な場所である。ゴミが眼に入った時の状況を思い出すと、納得できる。系統発生からみれば、歯は軟骨魚類（サメ類）にみられる皮歯、すなわち皮膚（感覚器）に由来するものと考えられている。

　私たちの歯は、サメの皮歯と同様にエナメル質、象牙質、歯髄から構成されている。象牙質が虫歯等で浸食されると、歯の治療時を含めて激しい痛みを経験する。これは、象牙質には象牙芽細胞からの突起、いわゆる生きた細胞の一部が存在していることを示している。しかし、エナメル質は人体で最も硬く（石灰分95％以上）、生きた細胞を含まない組織で、歯の萌出前に既に歯槽内

咀嚼と食物の話●

で形成が完了している。このエナメル質は歯冠部を覆っているため、食物を嚙む時に欠けたり摩耗したりすることがあるが、同時に顎骨にその時の衝撃が伝えられて痛みを感じる。しかし、この衝撃を少しでも緩和するために、歯根と歯槽骨の間には歯根膜が存在し、シャーピーの線維によって歯が歯槽内に吊り下げられて弾力性を持たせている。

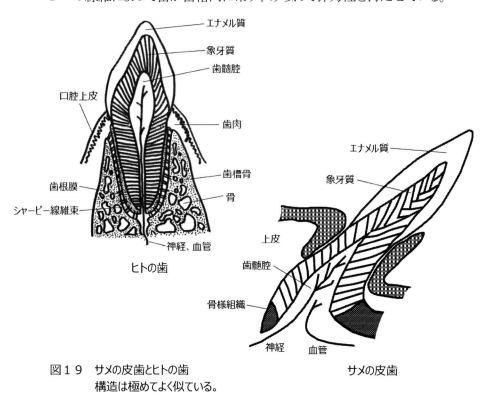

図19　サメの皮歯とヒトの歯
　　　構造は極めてよく似ている。

●第1章　咀嚼と食物の話

　私たち日本人に最も馴染みのある淡水魚の一つであるアユは、幼魚期と成魚期では歯の形状と顎骨への固定の仕方が異なっている。幼魚期（10～4月）は、河川を降下して海で生活するが、この頃の餌は主として海洋の動物性プランクトンであり、歯の形は円錐形で、下部の顎骨と骨性結合をしている。しかし、春季に河川を溯上し始めると、顎骨上には別の歯が形成されるようになる。いわゆる河床の岩石上の藻を削る櫛状歯が出現するのである。この歯は岩石上の藻類を遊泳しながら食むためのものであるため、時として強烈な衝撃が加わることもあり、歯が欠損したり頭部に激しい衝撃が生じることもあろう。この事に対応して、アユの歯は上・下・左・右の顎上に１２～１３歯列が形成され、それら１つの歯列には２５～３０本の小歯が配列し、総計約１，５００本で著しく多い。そして、衝撃によって破損した歯は、次々と補われて機能を維持している。さらに構造上も、これらの衝撃を和らげるために、アユの櫛状歯は硬度が低く、弾力性があって折れにくくなっており、下部の顎骨には細く長い歯足骨によって連なっている。基本的には軟組織に植立する場合と同じ状況で、衝撃を和らげられているものと思われる。この時期のアユの歯の固定様式は、哺乳類（ヒト）の硬いものから軟らかいものまで幅広い食性を可能にするための固定様式（歯槽性）と共通点があるように思われる。食事時の物理的障害を避ける方法は、動物の種の違いを超えて共通的であることに感心させられる。

9 幼児期～老人期の咀嚼機能の変化
Ⅶ 咀嚼回数と食事の関係

　小児期は、歯の数も少なく、顎骨が小さいために付着する筋も小さい。さらに、片側咀嚼の場合にも左右の筋を同時に使って行っている。小児期には神経系の発達も不完全であるが、成人期になると顎を動かす神経のみならず、全般的にほぼ完全な状態になる。すなわち、美味しさを決定する要因である口腔内の口蓋圧や咀嚼力等の圧覚、歯根膜等を含めた口腔粘膜による触覚、さらに刺激を感知する痛覚等がほぼ完備されて、豊かな食生活を送るようになる。

　２０～３０年程前に『最近の若い世代には第三大臼歯（智歯）の生えていない人が多くなった』と話題になった。同時に、咀嚼機能の低下と顎骨の発達不良が問題となった。当時、この傾向は、西欧諸国で日本より進んでいることから、食生活の西欧化が進行するに伴って、いずれ日本人の歯数や顎骨の大きさも同じレベルになるであろうと言われた。現在の青年～壮年期の人々の歯の数を含めて口腔内の状況は、ほぼ当時の予想通りであると言えよう。顎の発達と食事内容の関係を日本人の長い歴史の中で献立等から復元・研究した例がある。それによると、１回の食事での咀嚼回数は年代と共に著しく減少している。時代と共に食事の時の咀嚼回数が少なくなってきたことにより、顎の発達が不良で華奢にな

●第1章　咀嚼と食物の話

ってきたと言われている。現代はそれがさらに加速的に進んでいるのかもしれない。現代人が口当たりの良い軟らかい食事を好む傾向にあることと深い関係があるように思われる。日本人は全体として魚食から肉食へと食生活が変化し、いわゆる魚離れが急速に進行している。このことは、小魚からのカルシウム摂取減少にも関連していると思われるために、咽頭の異物の代表である魚の小骨の摂取について、咀嚼回数と飲み込み可能と判断される破損状況の関係についても、関心を持ち実験を行った。サンマ、イワシ、アジ等の小骨が飲み込んでも良いと判断された時の回数は、成人で３０〜４０回であった。通常の食事内容ではこの１／２〜１／３の咀嚼回数であることから、「魚は小骨があるから好まない」ということは、通常の私たちの食事の際の咀嚼回数では、小骨が飲み込める状態にはならない。このため、口の中で小骨が苦になり、このことによって魚離れが進行し、結果としてカルシウム不足をより一層促しているようである。なお、さらに最近では、咀嚼が脳神経の活性化に役立っていることも知られるようになってきた。

10 高齢者の特徴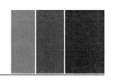

　高齢者になると、若い時には想像しなかった様々な生理的機能の低下が目立ってくる。次の様なことがあげられる。

① 舌の味蕾数が減少し、味覚が鈍感になる。
　　舌の背面には4種類の乳頭がある。味蕾を有さない糸状乳頭、味蕾を200個以上有する有郭乳頭、その次に多くの味蕾を持つ葉状乳頭、そして、表面からみると赤点状に見える茸状乳頭があり、これにも味蕾があるが、多くはない。年齢の進行と共に、主として茸状乳頭の味蕾が減少して全体的に少なくなる。このため、味の濃い食事を好むようになる。
② 咀嚼、嚥下機能が低下する。
　　歯の脱落が進行することで、顎骨も退縮し、下顎骨に付着する4つの咀嚼筋（側頭筋、咬筋、外側翼突筋、内側翼突筋）も衰え、咀嚼能力が低下する。さらに、脳血管の障害等による嚥下機能の低下が進行する。
③ 唾液の分泌量が減少する。
　　唾液分泌量の減少により、口の中が乾燥したり、食事の残渣が多く残ったりする。口腔内の唾液による消化はあまり活発ではないが、耳下腺を中心に食後も唾液は分泌されており、口腔前庭や歯の間の残渣を処理したり、口腔内の湿気を保持して口の渇きを防いでいるが、この働きが低下する。
④ 消化器全般で消化酵素等の分泌が低下する。
　　消化酵素の減少により、胃腸内でも食物の停滞が起こることで、便秘を起こしたり、食欲不振になったり、栄養物の消化吸収機能

●第1章　咀嚼と食物の話

が低下する。
⑤ その他、身体の各器官の機能が低下する。
　身体の各器官や組織は、形態的にもまた生理機能的にも著しく低下する。このため、身の回りに起こる様々な環境変化に対応できる余力がなくなり、疲労・病気・怪我等の回復力や防衛反応も若い時に比べて著しく低下する。その結果として、感染症などによる死も増加する傾向がみられる。

　次に、老齢期における口腔の歯列に関する状況を述べる。
　まず、歯の脱落によって、義歯装着等による咀嚼機能の低下が認められ、さらに脳血管の障害等様々な要因による嚥下機能の低下があげられる。
　８０〜８５歳の高齢者のうち、自分の歯（義歯ではない）を２０本以上持っている人の割合は約２０％、８５歳以上の人では約１０％であり、大半の高齢者は義歯装着者であることになる。全部床義歯装着者における咀嚼効率の減少は、３９〜６２歳の成人においても、正常歯列者に比べて約１／４（26.9％）程度で、ことに粗大粒子の粉砕能力が劣ると言われている。また、一般的に多いと言われている第一大臼歯欠損で咀嚼効率が６４．４％にまで低下するとされる。このことからも、義歯装着者の比率の高い高齢者における咀嚼効率が、特に低下していることは容易に想像される。
　ピーナッツを咀嚼した場合の粉砕状況を調べた実験は有名である。この時、頰側（口腔前庭）に貯留するピーナッツの粒子量は、

咀嚼と食物の話●

若年者では咀嚼回数が増すにつれて減少していくが、高齢者では殆ど変化しない。また、舌側（固有口腔）における大きい粒子に対する細かい粒子の割合は、若年者で高齢者よりも高いことが示されている。若年者の方が高齢者に比べてピーナッツをより細かく粉砕しており、老人では若年者に比べて咀嚼効率がかなり低下しているのである。高年齢者の摂食活動における特性は咀嚼機能と嚥下機能の低下に要約される。それに対応した調理の基本は、前者には『軟らかくする』『切り込みを入れる』『細かく刻む』こと、そして後者には『サラーッとした水様性のものは誤嚥の原因になるので、粘度（とろみ）をつける』ことである。老人食は介護食と多くの共通点がみられ、食材料や味付け等は共通食と同じであるが、形状や物性面でやや異なり、『軟らかく』『べたつかない』ことを特性として、軟らかさと滑らかさを維持して、咽せることなく咽頭を通過できることが望ましいとされる。

●第1章　咀嚼と食物の話

11　"咀嚼"機能の統合性について

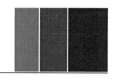

　前述したように、咀嚼運動は極めて複雑な要素が関与して、著しく複雑な機能を果たしている。この運動は、口腔内だけに収まることなく、顎口腔以外の身体的な機能にも大きく影響を及ぼしている。通常、咀嚼の機能を口腔内に限って整理すると次の3つが挙げられよう。第一に、顎や舌の働きによる'噛み砕き作用'、第二に、咀嚼中に自律神経（副交感神経）による消化液やホルモンの分泌、さらに消化管運動などの生理的機能の促進、そして第三に、咀嚼中に食物の味や香り、歯触り、舌触り等による'食べる楽しみ'に関連した食欲の増進である。一方、口腔以外での身体的機能への影響については次のことが考えられる。第一に脳内の血流量の増大、第二に脳内の温度の上昇、そして第三に脳辺縁系に関連した記憶、学習能力の向上である。

　少し整理する方向を変えて、咀嚼機能を区分してみると次の様になろう。

　① リズミカルな咀嚼運動（咀嚼運動は、開始されると一定の速さでリズミカルに進行する）：この運動は、口腔の感覚器や咀嚼筋の筋紡錘からの情報によって、脳幹部（中脳、延髄）において調整される。
　② 消化機能としての咀嚼：単に食物を噛み砕いて細分化したり、アミラーゼによるデンプン分解のみならず、胃液や腸液の分泌が促進され、消化管運動も高まる。

③ 他の身体機能との関連性:咀嚼することによって脳内の血流が増加したり、温度が上昇したり、学習の向上に影響している。いわゆる脳の活性化に関与し、"ボケ"防止に有効であると考えられている。

次に③の咀嚼運動の他の身体機能との関連性について、具体的に脳のどの部分と深い関係があるかを示す。

1）大脳新皮質の知覚領域および運動領域の全体の約50％を、摂食に関わる顔面内蔵（口（顎）〜咽頭）が占めている。すなわち、咀嚼に関連した情報が、刺激となって脳が発達する。また、この刺激により脳が活性化され、認知症を予防するのに役立つと考えられている。

2）噛むことによって、大脳辺縁系（海馬）が活性化され、記憶・学習能力が向上することによって、認知症を予防するのに役立つと言われている。

3）顎の運動は、脳幹部（中脳・延髄）にてプログラムされ、調節されるが、この部分はヒトの生命維持に関わる呼吸、歩行、血液循環、姿勢調節機能等が深く関与している部分であることから、咀嚼運動の重要性が認識され、いわゆるボケ防止に役立つと言われている。これらの運動は、意識しなくても自動的に遂行され、かつ意識的に速めたり、遅くしたり止めたりすることができる。

●第1章　咀嚼と食物の話

12　食べ物を噛むことの役割と意義

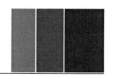

　私達の生命を維持するために、人体構成の素材となるものと、エネルギー源となるものが必要であるが、基本的にこれらは他の生命体の細胞構成成分を摂取することにより全うしている。食材の通常の区分は、動物性（肉食性）または植物性（草食性）に分けられる。日常生活の中で、動物性食品（肉類）を食する場合に、特に噛むことの必要性を強調することはない。これは、動物性蛋白質は胃液や腸液の消化酵素（塩酸も含めて）の働きによって充分に分解され、吸収の段階までスムーズに進行するからである。ただ、国民性として日本人は"霜降り"の軟らかい肉を好むが、西洋人は噛み応えのある肉を好む点ではかなり異なる。

　問題は、植物性食品（野菜類）の場合である。ヒトはセルロースの分解酵素をもたない。自然界において、フナムシやカタツムリ（ナメクジ）等は、中腸腺（肝臓＋膵臓）を有し、セルラーゼを分泌してセルロースをグルコースに分解して利用している。一方、ウシ、ウマ、ヒツジ等の草食動物は、下顎を左右に移動させ、臼歯による"すりつぶし"が活発であるのに加えて、盲腸にセルラーゼを分泌する微生物を保有し、その働きを利用してセルロースを分解・利用している。この場合、ウシの腸管において微生物の出すセルラーゼを直接利用しているのか、微生物を丸ごと消化

することにより体内で酵素分解したグルコースを利用しているのかは、両方の意見がある。では、ヒトの場合はどうか。ヒトは、腸内にセルロースを分解する酵素を持ち合わせていない。それならば、腸内にセルラーゼを分泌する微生物は存在しないのか、ということになると、存在しないのではなく、存在する場所が問題であると言われる。すなわち、この微生物は腸管のグルコース吸収能力の無い段階（腸管の後方）に存在しているために、利用されないと言われている。ならば、ヒトはこの状況をどのようにすれば克服可能なのか。"噛むこと"の意義がここにもある。しっかり噛むことによって、植物の細胞膜を少しでも破壊して、その細胞内容物を利用可能な状態にしようというのである。なお、よく噛んで軟らかくすることが、胃・腸への負担を軽減するのに役立っていることは言うまでもない。

　さらに、硬い食品を充分に咀嚼して、胃以下の消化管の負担を軽くすることは、消化吸収全般を通して、食品の利用効率に有効であるし、アレルギーの原因となる食材を充分に咀嚼して消化することで、食品アレルギーの発症を防ぐことにも役立つ。この点で、幼少期に特に"よく噛む"ことは大切であることにつながる。

参考文献
1) 東京医科歯科大学歯学部・顎口腔総合研究施設編 咀しゃくの話(1983) 日本歯科評論 東京
2) 後藤仁敏・大泰司紀之編 歯の比較解剖学〔魚類担当〕(1986) 医歯薬出版 東京
3) 駒田格知(1985) 硬骨魚類、主としてアユの歯系の発達と摂餌適応について 成長.24(1・2):1～16

第2章

「現代人の食生活」

Gendaijin
no
shokuseikatsu

MIOKO ITO

●第2章　現代人の食生活

1　食べ物を噛むことの役割と意義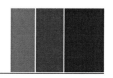

　現代は軟らかい食品・食材が増え、硬いものはあまり好まれません。「軟らかくて美味しい」とは言っても、「硬くて美味しい」とは言われないことからも、食品にとって固すぎることは良くないこととして認識されています。昔から日本人は米のデンプン質を主食に、魚のタンパク質を副食とした食事が中心で、箸で切り分け、一口量を口に運ぶ軟食の文化です。欧米のように、肉料理がメインで、ナイフで切ったり前歯で引きちぎったり、口に入れてから良く噛まなければならない食文化ではありませんでした。従来、日本の伝統的な食形式は、米と煮物、魚料理の組み合わせでしたが、戦後は早いスピードで変化を続け、現代では様々な料理が提供されるようになりました。食材も国産だけでなく外国産の利用が増え、副食（おかず）も多様化しています。これは日本人の主食であるご飯がどんな味付けや食形式にも合わせやすいことや日本人の味覚が幅広い嗜好を持つことに起因していると考えられます。

　欧米の肉料理が中心の食文化では「噛む」ことは、食塊を小さくして飲み込みやすくすることが第一の目的ですが、日本食での「噛む」ことの目的は少し異なっています。海の幸、山の幸に恵まれた日本食は「雑食」と比喩されるように、多彩な食材を摂取

咀嚼と食物の話●

してきました。野菜や海藻、果物などの硬い繊維質が含まれる食品をも食卓に上手に取り入れてきたことが日本の食文化の特徴です。主食である米は明治時代までは白米ではなく、精白の程度が低く玄米に近い分づき米や雑穀が主流でしたし、種実や果実、芋類も食べられていました。生野菜を食べる文化は戦前にはなく、切り干し大根やヒジキなどの乾物野菜、煮たり炒めたりして軟らかくした煮物料理、お浸しや漬物などが、日本人が食べてきた野菜料理です。繊維質の多い食品は加工調理しても容易に軟らかくなるわけではありませんから、飲み込むのに苦労する繊維成分は吐き出していたと思われます。このように日本人は昔から植物性食品を効率よく食べることに苦心してきました。つまり、日本人の食物を「噛む」目的は、噛み砕く、すり潰すことにあり、咀嚼運動によって細胞を壊して栄養吸収の効率を高めることに繋げているのです。ところで、日本の料理は欧米と比べると、品数が多く、一品の量（ポーションサイズ）が小さいと言われています。このことは日本食を食べるに際して、ゆっくり、じっくり食べる（咀嚼する）ことによって、飽きずに美味しく食べるために理にかなったことだと言えます。

　神奈川歯科大学の齋藤滋元教授の研究に、古代から現代までの日本人の食事を、文献を基に再現し一食当たりの咀嚼回数と時間を比較したものがあります。結果は、現代人の咀嚼回数は弥生時代の１／６（６２０回）、食事時間は１／５（１１分）に減って

●第2章　現代人の食生活

おり、戦前と比較しても、回数、時間共に約半分に減少しています。なぜ日本人の咀嚼回数はこんなにも減ってしまったのでしょうか。食事の欧米化と咀嚼回数の減少を関連付けて考察すると、その原因は食材の変化にあると考えられます。主食のご飯は玄米から白米となり、また粉食であるパン食の利用が増えました。野菜や果物は苦みや、繊維質が少なく軟らかいものに品種改良が進んでいます。食の欧米化によって肉文化が取り入れられてきても、日本人は米を主食とした軟食がベースになっていますから、畜産物も米にあう、軟らかい物が好まれます。欧米人は赤身の多い噛みごたえのある厚切り肉が好みですが、日本人は脂身の多い薄切り肉を好みます。刺身魚も赤身よりもトロが上物とされています。さらに、食品の調理、加工技術の向上も日本人の咀嚼回数の減少の要因の一つにあげられます。ハンバーグやパン、スパゲッティ、麺など現代は滑らかで口触りの良い物性の加工品が手軽に手に入り、簡単に調理ができるようになり、昔ながらの「おふくろの味」と言われた豆や野菜の煮物などは敬遠されています。しっかり噛まなくて良く、早く食べられる食品とは、繊維質が少なく口の中で容易に潰せる軟らかいものです。栄養学の視点から見ると、水分、デンプン質と脂肪質が多いものがそれに該当します。デンプン質はそれ自体が噛む必要がないほど軟らかいものですし、脂質は口に入ってからの食塊の滑りを良くすることで飲み込みやすくするとともに、味を良くします。このような繊維質が少なく脂

質の多い食品は、調理や加工、保存（冷蔵・冷凍）による味の劣化が少ないことも特徴です。
　これに加えて、日本人を取り巻く社会環境の変化から鑑みると、咀嚼回数の減少は現代人に求められている生活リズムの早さにも原因があると考えられます。今は大人だけでなく、子供も学校や塾に忙しく、共働きの世帯も増えて、調理や食事の簡便化や時間の短縮が求められています。健康志向が顕著なシニア世代にあっても、利便志向が高まっているとされています。これらのことから、日本の生活環境の変化に合わせて今後も加工食品や調理済み食品、外食の利用は増加していくと考えられます。言い方を換えますと、最近の傾向は食べ物が口に入ってから進行するはずの消化活動が、口に入る前の段階で始まっているのです。食事時に口に入れた瞬間から「甘い」とか「美味しい」といった感想が聞こえてきます。つまり、「噛む前」に味が分かるほど食べ物が軟らかくなっていることを示しています。
　食の欧米化の特徴の一つは、肉類の摂取量が増えることです。私たちの世代（戦後）は、幼少期から肉食が一般的でした。口に入れて噛み切れない時には大人から「飲み込みなさい」と教えられました。不思議に思っていましたが、動物性タンパク質は胃以下の塩酸を含めた消化酵素で十分に消化することができるため、例えばイヌやネコはほとんど丸飲みで肉類を食べています。私たち人間も同様に、動物性タンパク質は植物性タンパク質と異なり、

●第2章　現代人の食生活

しっかり噛まなくても消化することができるのです。また、近年は米の摂取量が減少し、畜産物（加工品を含む）と油脂の消費量が増加しています。厚生労働省が定める「日本人の食事摂取基準（２０１５年版）」によると、脂肪エネルギー比率（総脂質からの摂取エネルギーが総摂取エネルギーに占める割合）の目標量は男女とも２０％以上３０％未満としていますが、近年は増加傾向にあります。平成２９年の「国民健康・栄養調査」（厚生労働省）では、目標値を超えている（３０％以上）人の割合は、２０歳以上の男性で約３０％、２０歳以上の女性では約４０％という結果でした（図１）。畜産物には多くの「脂」が含まれ、さらにその料理は、揚げたり炒めたりする調理油、調味料としてのマヨ

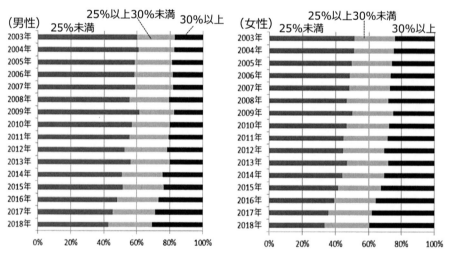

図１　脂肪エネルギー比率の分布の推移（20歳以上）

ネーズやドレッシングなど「油」の使用も多くなります。さらに、食物繊維の摂取量ですが、1947年には1日当たり20gを超えていましたが、最近では約14gに減少しています（図2）。これは、副食としての野菜や主食としての米の摂取量の減少、特に大麦などの雑穀や玄米を食べなくなったことが要因にあげられます。食事の欧米化は、栄養学的には脂質摂取量の増加と食物繊維摂取量の減少を伴います。これらのことは、生活習慣病の原因となり、さらには冠動脈性心疾患などのリスクを高めることが示唆されており、現代の食生活においては注意が必要です。

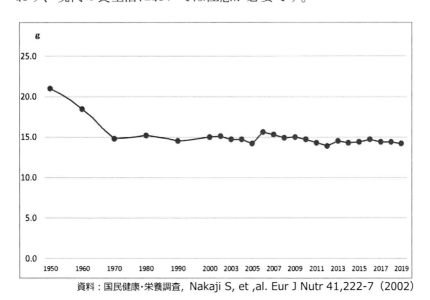

資料：国民健康・栄養調査, Nakaji S, et ,al. Eur J Nutr 41,222-7（2002）

図2 食物繊維摂取量（平均値）の推移

●第2章　現代人の食生活

　平成25年に「和食」がユネスコ無形文化遺産に登録されました。和食の良さが世界的に評価された反面、日本の伝統的な食事をする人は減っているのが実情です。主食の米の消費量は減り続け、毎日味噌汁を飲む人の割合も減っています。現代人は、一見多くの食品や食材に溢れた豊かな食生活になっているように見えますが、その影で「噛む」回数が減り、健康障害の原因となる脂質の過剰摂取と食物繊維の摂取不足に繋がっていることに留意してもらいたいと思います。

参考文献
1)厚生労働省、日本人の食事摂取基準（2015年度版）
2)厚生労働省、国民健康・栄養調査、平成29年
3)日本政策金融公庫、上半期消費者動向調査、平成30年

2 よく噛む事の大切さ

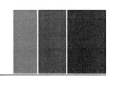

噛むこと（咀嚼）は、物を噛み砕き、すり潰して唾液と混ぜ合わせ、飲み込みやすい形（食塊）を形成して、その食物の持つ栄養素の消化・吸収の効率を高めることです。つまり、噛むことは人が身体に効率よく栄養を取り入れるために必須の行動と言えます。栄養学の観点から「食べ物を噛む」ことの意義を要約すると以下のようになります。

1．食べ物の消化・吸収を助ける

ここでは「食べ物を噛む」ことが与える影響を、栄養学の立場から消化器系に関連した臓器に特化して要約します。それ以外の臓器への影響は省略します。噛むことで細かくなり表面積が増えた食物は、口腔内で粘質と消化液を含む唾液と混ぜ合わされます。このことにより、飲み込みやすい「食塊」を作り安全な嚥下ができるようになるとともに、栄養の消化、吸収を助けます。また、噛むことによる刺激が消化管ホルモンの分泌を促進して、胃酸や膵液の分泌を促します。

2．食べたことの満足感が得られる

食べ物をよく噛むことで、溶出した味物質が唾液と混ぜ合わされ、舌の味蕾を介して脳に味覚として伝達されることに加え、香りや色、形、温度、歯ごたえ等の情報も伝達されます。これら

●第2章　現代人の食生活

の情報は、その人が持つ過去の食経験とも照らし合わされて、食行動に反映されます。食欲が増進したり、美味しさを感じることで精神的満足感が得られます。

3．食物摂取の選択をする

　人は口唇や舌、頬に分布する感覚器からの繊細な情報によって、口腔内に取り入れた食べ物の嚥下の可否を瞬時に判断しています。これらの感覚機能によって食品に紛れ込んだ異物や危険物質を判断して排除する防御反応が備わっています。

4．口腔の正常な発育を促す

　園児や小学生（特に低学年）では、「硬いものが食べられない」「いつまでも口にためて飲み込めない」「丸飲みしてしまう」「飲み物で流し込んでしまう」といった食べることに対する問題が指摘されています。厚生労働省の乳幼児栄養調査によると、「よく噛まない」子どもの比率は増加しており、1～4歳児の5人に1人に相当します。丸飲みや早食い、流し込む食べ方は、小児期からの肥満に繋がります。また、子供の好き嫌いは、味の好みよりも「うまく噛めない」ことに起因していることが多くあります。好き嫌いなくよく食べるためには、また上手に噛む、飲み込むという食べる機能を獲得するためには、離乳食、幼児食の時期に、口腔機能発達段階を踏まえた適切なトレーニングをすることが大切です。

③ 「よく噛む」ことを意識した健康づくり

　近年は加工食品の普及や調理技術の発達、食事の欧米化によって、脂質が多く軟らかい食品・料理が増え、それが好まれる傾向にあります。私たちの気が付かないうちに、噛む回数が減り、早食いになってしまっています。私たちの口腔の機能は、普段食べている物によって少しずつ変化していきます。食べる物や食べ方が変わると、口の動かし方が変わっていくからです。現代人は、顎が小さくなっており親不知が萌えない人が増えていることが指摘されていますが、このことは食べ物や食べ方の変化を示していると言えます。

　「噛んで食べる」ことの効用は、私達の健康維持、増進に直接あるいは間接的に関与しています。人が生命を維持するためには食べることが重要ですから、太古の昔から、消化の良くない物、例えば種子などの固いものを食べてきた人類の身体は、良く噛むことによって全身の臓器を刺激して健康が維持できるような仕組みが備わっているのではないでしょうか。また、上手に咀嚼する機能は、離乳期からの十分な口腔トレーニングが必要であり、その結果が学童期以降にも影響を及ぼすことが分かっています。幼少期から保護者と一緒に「よく噛んで食べる習慣」を身に付ける教育によって、個人のしっかりとした意識付けを行うことが大切です。

あとがき

　近年の医学およびその周辺科学の発達・進歩は目を見張るほどで、まさしく日進月歩の状態です。学校を卒業して、病院や施設、学校などの専門職に就いてからの努力は大変なものと聞きます。そのような場面に遭遇したとき、基盤となる分野に少しでも触れておれば、考える縁となるものと思っています。その一環として本書が利用されれば幸甚の極みです。

2019年　春

駒田　格知

著者紹介

■ **駒田格知**(こまだのりとも)
　岐阜大学大学院農学研究科修了
　京都大学医学部研究生
　朝日大学歯学部解剖学教室助教授
　朝日大学大学院歯学研究科兼任
　藤田学園大学医学部解剖学教室客員助教授
　名古屋女子大学解剖生理学教室教授
　名古屋女子大学大学院生活学研究科科長
　名古屋女子大学「食と健康研究会」代表
　名古屋女子大学法人教学顧問

■ **伊藤美穂子**(いとうみおこ)
　名古屋女子大学家政学部卒業　管理栄養士
　名古屋女子大学大学院生活学研究科修了
　名古屋女子大学家政学部助教

咀嚼と食物の話
2019年（令和元年）5月1日　初版発行

著　者　駒田格知　伊藤美穂子
発行人　岩田弘之
発行所　株式会社日本教育研究センター
　　　　〒540-0026　大阪市中央区内本町2-3-8-1010
ＴＥＬ　06-6937-8000
企画・編集・装丁　有限会社トラスト・プラン
印刷・製本　オリンピア印刷

2019© NORITOMO KOMADA, MIOKO ITO
Printed in Japan　ISBN978-4-89026-201-4 C3047